DE
L'EXALTATION DE L'OUIE
DANS LA PARALYSIE DU NERF FACIAL,

Par H. LANDOUZY,

PROFESSEUR A L'ÉCOLE DE MÉDECINE DE REIMS ; LAURÉAT DE LA FACULTÉ DE MÉDECINE DE PARIS, DE L'ACADÉMIE DE MÉDECINE, DE L'INSTITUT DE FRANCE ; CHEVALIER DE LA LÉGION D'HONNEUR, ETC.

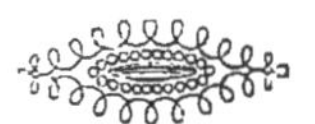

PARIS,

J.-B. BAILLIÈRE, LIBRAIRE, RUE HAUTEFEUILLE, 19,

ET G. BAILLIÈRE, RUE DE L'ÉCOLE DE MÉDECINE, 17.

1850.

DE

L'EXALTATION DE L'OUIE

DANS LA PARALYSIE DU NERF FACIAL.

OUVRAGES DU MÊME AUTEUR

QUI SE TROUVENT CHEZ LES MÊMES LIBRAIRES.

Traité du Varicocèle et de la cure radicale de cette affection. In-8°, avec une planche gravée. *Paris*, 1838.

De la Pneumonie épidémique de 1837. (Couronné par la Faculté de médecine de Paris, au concours de 1839.)

De l'Hémiplégie faciale chez les nouveau-nés. Paris, 1840.

Du Typhus dans les prisons de Reims. (Couronné par la Faculté de médecine de Paris, au concours de 1841.)

Traité complet de l'Hystérie. (Couronné par l'Académie nationale de médecine et par l'Institut, aux concours de 1845 et 1848.

De l'Amaurose dans la néphrite albumineuse. 1849.

DE

L'EXALTATION DE L'OUIE

DANS LA PARALYSIE DU NERF FACIAL,

Par **H. LANDOUZY**,

PROFESSEUR A L'ÉCOLE DE MÉDECINE DE REIMS; LAURÉAT DE LA FACULTÉ DE MÉDECINE DE PARIS, DE L'ACADÉMIE DE MÉDECINE, DE L'INSTITUT DE FRANCE; CHEVALIER DE LA LÉGION D'HONNEUR, ETC.

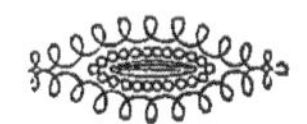

PARIS,

J.-B. BAILLIÈRE, LIBRAIRE, RUE HAUTEFEUILLE, 19,

ET G. BAILLIÈRE, RUE DE L'ÉCOLE DE MÉDECINE, 17.

1850.

DE

L'EXALTATION DE L'OUIE

DANS LA PARALYSIE DU NERF FACIAL (1).

Malgré les beaux travaux de Savart et Flourens sur l'audition, de Ch. Bell, Magendie, Bérard, Longet, etc. sur la septième paire, un phénomène curieux et important est resté omis jusqu'à ce jour par les cliniciens, c'est l'exaltation de l'ouïe dans la paralysie du nerf facial.

M. le professeur Roux, rendant compte, il y a trente ans, à l'Institut, d'une hémiplégie faciale dont il était lui-même le sujet, avait bien signalé « un ébranlement douloureux de la membrane du tympan par les sons un peu forts ; » mais ce fait était resté isolé, et l'exaltation de l'ouïe n'avait jamais été notée par aucun pathologiste, comme symptôme de l'hémiplégie faciale, lorsqu'il y a deux ans, j'en fis l'objet d'une communication verbale à la société médicale de Reims.

(1) Comptes-rendus de l'Institut, Novembre 1850.
Gazette médicale de Paris, 7 Décembre 1850.

Plusieurs observations nouvelles ayant, depuis, confirmé mes premières conclusions, on peut inscrire, aujourd'hui, l'exaltation de l'ouïe au nombre des signes les plus fréquents et les plus intéressants de l'hémiplégie faciale, indépendante de toute affection cérébrale.

Le premier fait qui frappa mon attention remonte à 1840. Je galvanisais la septième paire chez une femme affectée d'hémiplégie faciale consécutive à l'action d'un courant d'air froid, et la malade ne s'était jamais plainte d'aucune sensibilité de l'ouïe, lorsque, remplaçant, un jour, la pile à auges par la machine de Clarke, je vis Mme ... porter tout-à-coup la main à son oreille, se plaignant d'une sensation douloureuse du côté paralysé.

Je pensai qu'une secousse trop violente avait agi jusque sur le nerf auditif, et je fis ralentir la rotation; la sensibilité diminua, et elle avait cessé en même temps que la galvanisation, lorsque la machine de Clarke, étant mise de nouveau en mouvement pour un amaurotique, la première malade accusa de nouveau une sensation pénible causée par le bruit de la machine du côté paralysé.

Cette douleur que j'avais attribuée, quelques instants auparavant, à l'excitation produite par le galvanisme, tenait donc simplement à une exaltation de l'ouïe du côté paralysé.

Je m'expliquai cette exaltation de l'ouïe par une hyperesthésie du nerf auditif qui pouvait avoir été affecté en même temps que le nerf facial, quoique d'une manière différente, et je me promis d'étudier ce phénomène curieux, à la première occasion. Je l'avais presque oublié, lorsque recevant, quelques années après, l'ouvrage de M. Longet (1), j'y trouvai de ce fait une explication physiologique beaucoup plus rationnelle, et je ne doutai pas que s'il avait échappé à l'attention des pathologistes, c'est que l'hémiplégie faciale n'est pas très fréquente, et que la diminution de l'ouïe paraissant, à priori, plus naturelle dans ce cas que l'exaltation, ce dernier phénomène aura été regardé comme un accident spécial au malade plutôt qu'à la maladie.

Effectivement, j'ai observé depuis cette époque cinq autres faits d'hémiplégie faciale ; M. Larrey, chirurgien en chef de l'hôpital du Gros Caillou, vient de m'en adresser un sixième, et, dans ces six nouveaux cas, l'exaltation de l'ouïe a été des plus manifestes du côté paralysé.

Le premier fait a trait à un voyageur, âgé de 25 ans, qui vint me consulter le 2 janvier 1846, pour une paralysie de la face, datant de huit jours. Ayant couru assez longtemps pour rejoindre la diligence, il avait ouvert le vasistas en remontant en voiture, et avait dormi plusieurs heures. Le lendemain matin, il s'aperçoit, seulement en se rasant, qu'il a le côté droit de la figure complètement dévié. Un médecin mandé aus-

(1) Anatomie et physiologie du système nerveux, tom II, p. 434.

sitôt le confirme dans l'idée qu'il est atteint d'une attaque d'apoplexie due à la course qu'il a faite la veille après quelques excès alcooliques; on le saigne immédiatement, et on ordonne les jours suivants des sangsues à l'anus, des purgatifs, un vésicatoire au bras droit, etc.

Ce traitement n'ayant en rien diminué les symptômes de la paralysie de la face, on engage le malade à retourner à son pays, et, à son passage à Reims, il vient me consulter, offrant tous les signes de l'hémiplégie faciale la mieux caractérisée.

Les traits sont fortement tirés à gauche; le côté droit du front ne peut se plisser, ni l'œil droit se fermer complètement. La vue et l'odorat sont à l'état normal; la luette ne paraît éprouver aucune déviation; le goût est manifestement diminué. Quant à l'ouïe, elle est tellement exaltée du côté paralysé, qu'en voiture M. X.... est forcé de prier ses compagnons de parler moins haut, tant le bruit des conversations lui est pénible, et qu'à l'hôtel il s'est résigné à prendre ses repas dans sa chambre pour éviter le bruit de la table d'hôte.

Malgré mon désir de faire des épreuves comparatives sur chaque oreille, le malade partant quelques instants après, je n'eus que le temps de le rassurer et de lui écrire quelques conseils.

Je regrettais beaucoup d'avoir échappé cette occasion de posséder une observation complète, lorsque, apprenant qu'un de mes collègues de l'Hôtel-Dieu venait d'être atteint d'une hémiplégie faciale (Novembre 1848), je m'empressai de lui demander s'il éprouvait quelque sensation particulière du côté de l'ouïe. Voici sa réponse textuelle : « J'ai une telle sensibilité de l'ouïe du côté paralysé (côté gauche) que, malgré mon habitude d'entendre les cris des femmes en couche, je suis obligé de me boucher les oreilles ou de me retirer dans une pièce voisine. Il en est de même des cris des enfants, de l'aboiement des chiens et de tous les sons perçants ou exagérés. Ainsi, passant hier dans une rue où arrivait un détachement de garde nationale, j'ai été forcé de retourner sur mes pas pour fuir le bruit du tambour. »

On conçoit l'importance de cette remarque de la part d'un médecin éclairé et dépourvu de toute idée préconçue.

Cette hémiplégie s'était déclarée chez le docteur D., un matin, pendant le déjeuner. Elle avait été précédée de violentes douleurs d'oreille, répondant surtout au niveau de l'opophyse mastoïde. Ces douleurs avaient duré environ quatre ou cinq jours, et elles avaient complètement cessé depuis deux jours quand survint l'hémiplégie. Il n'existait aucune diminution dans la sensibilité ; aucune modification appréciable du goût ni de l'odorat. Le globe de l'œil était douloureux au toucher et la vue un peu moins bonne.

L'hémiplégie dura six à sept mois ; mais, au bout de trois mois, l'exaltation de l'ouïe avait complètement cessé.

Ce dernier symptôme reparut tout-à-coup, vers le 15 août de cette année, sans récidive de paralysie faciale. Nous reviendrons plus loin sur cette circonstance.

Quelque temps après (Février 1849), les internes de l'Hôtel-Dieu m'avertirent qu'il y avait, depuis un mois, une paralysie de la face dans les salles de M. le docteur Petit. C'était une jeune fille de Pévy, âgée de neuf ans, et qui était entrée à l'hôpital le 24 Janvier.

Voici les détails que donne cette enfant sur le commencement de sa maladie : je les transcrits textuellement des notes prises, devant moi, par M. Oudinet, interne du service :

» Le dimanche qui a précédé mon entrée à l'Hôtel-Dieu, ma nourrice (la petite malade est une enfant trouvée) s'est aperçue que j'avais la bouche de travers. Je me portais parfaitement bien la veille, et je m'étais toujours très bien portée.

» Je couchais dans un petit cabinet terrassé par un jardin ; nous étions deux dans le même lit ; j'étais dans la ruelle, et le côté qui s'est paralysé était habituellement tourné contre le mur.

» Le dimanche matin, ma nourrice m'a demandé pourquoi je faisais des grimaces ; j'ai répondu que je ne savais pas, que je ne faisais pas de grimaces. Elle m'a montré alors dans un miroir que j'avais la bouche toute tournée, et le médecin qui est venu a déclaré que c'était une paralysie, et qu'il faudrait m'envoyer à l'Hôtel-Dieu. »

— Avez-vous toujours entendu également bien des deux oreilles ?

— « Aussitôt que j'ai été paralysée, j'avais comme un *carillonnement* dans les oreilles quand on me parlait.

Dès le premier jour, je demandais à ma nourrice pourquoi elle parlait si haut, et pourquoi ça me carillonnait si fort. »

Etat actuel. Sensibilité normale dans toute la face ; déviation prononcée du côté gauche du visage vers le côté droit, même à l'état de calme complet. Déviation beaucoup plus prononcée quand l'enfant parle, et surtout quand elle rit. Impossibilité de fermer complètement l'œil gauche. Larmoiement habituel, surtout sous l'influence de la lumière.

Déviation de la luette du côté non paralysé. Déviation de la langue du côté paralysé, malgré les efforts que fait l'enfant, sur nos instances, pour la tirer en ligne droite ; mastication difficile ; aucune altération appréciable du goût ni de l'odorat ; motilité et sensibilité parfaites des membres et de toutes les autres parties du corps.

L'enfant, interrogée de nouveau sur l'état de l'ouïe, répond que la parole, même ordinaire, résonne plus fortement du côté paralysé. Il en est de même du tic-tac d'une grosse montre que j'applique alternativement contre chaque oreille.

A dessein, je dis à l'enfant qu'elle n'est peut-être pas bien certaine de ce qu'elle rapporte ; qu'elle devrait, au contraire, entendre moins bien du côté de la paralysie ; ses réponses sont toujours aussi précises et aussi affirmatives.

Sachant l'hémiplégie déjà ancienne, et ne m'attendant pas à trouver de différence dans l'audition des sons ordinaires, j'avais apporté un pistolet. Une simple capsule est tirée par l'interne derrière l'enfant, à son insçu, et, immédiatement, elle porte la main à l'oreille gauche, se plaignant d'un retentissement beaucoup plus fort de ce côté.

L'épreuve est recommencée deux fois avec le même résultat.

Après le troisième coup, l'enfant entend moins distinctement la parole du côté gauche que du côté droit.

Cinq minutes après le troisième coup, le bourdonnement persiste encore du côté gauche et n'existe plus du côté droit.

Dans l'observation suivante que j'ai prise avec l'aide de M. Decès fils, élève distingué de notre école, l'exaltation de l'ouïe, quoique se manifestant seulement sous l'influence de bruits plus violents, n'a pas été moins tranchée :

Le nommé F... , âgé de 30 ans, garçon meunier au moulin à eau d'Isles-sur-Suippe, jouissait de la meilleure santé, lorsqu'un soir, à son retour de Reims, où il venait d'assister à l'inauguration de la statue du maréchal Drouet, il s'aperçut qu'il avait le côté droit de la face paralysé.

Il ne sait s'il a été exposé à un courant d'air, s'il a été refroidi, etc., mais, quoique ses souvenirs soient assez confus, il est certain qu'il n'a éprouvé aucune douleur, et que c'est seulement en se voyant dans la glace, et en mangeant, qu'il s'est aperçu de sa maladie.

Le 5 novembre, le malade, quoique éprouvant déjà une amélioration très notable, m'est adressé par mon confrère, M. Urban, qui me savait occupé d'un travail sur ce sujet.

Etat actuel. Sensibilité et mouvements naturels dans tous les membres ; sensibilité égale des deux côtés de la face ; sensibilité plus vive de l'œil droit que de l'œil gauche, épiphora à droite ; prononciation difficile ; déviation très marquée de la commissure labiale et de l'aile du nez qui sont fortement tirés à gauche.

Déviation notable des piliers droits, sans déviation de la luette ni de la langue.

Le malade ne peut ni plisser le côté droit du front, ni fermer l'œil droit, ni porter les lèvres à droite, ni souffler, ni siffler.

La mastication est longue, difficile, et F.. est obligé

de pousser les aliments avec le doigt pour débarra... r les arcades dentaires du côté paralysé. Le goût et l'odorat ne sont pas sensiblement modifiés.

L'ouïe paraît égale des deux côtés ; F... a continué ses travaux au moulin sans faire aucune attention au bruit des engrenages.

La détonation d'une capsule derrière lui, dans mon cabinet, produit la même résonnance dans chaque oreille.

Un premier coup de pistolet chargé à poudre produit une résonnance plus forte du côté paralysé.

Cette résonnance exagérée du côté paralysé est beaucoup plus marquée au deuxième et au troisième coups, et produit, dans l'oreille droite seule, un retentissement durable.

Au quatrième et au cinquième coups il n'y a plus de différence au moment de la détonation, mais le retentissement dure toujours du côté paralysé.

Galvanisation pendant cinq minutes, l'excitateur négatif étant placé au niveau du trou stylo-mastoïdien, le positif étant promené sur tous les muscles animés par la septième paire.

Après la galvanisation, deux coups de pistolets produisent, dans chaque oreille, une résonnance égale, mais le bruissement est toujours beaucoup plus marqué et beaucoup plus durable du côté paralysé.

Le 14 novembre, F.... vient me revoir. La paralysie a notablement diminué sous l'influence de l'électrisation; cependant la déviation de la commissure labiale est encore prononcée même à l'état de repos complet de la physionomie, et il existe encore plus d'un demi-centimètre de diamètre entre les paupières, malgré les efforts du malade pour les fermer.

Deux coups de pistolet résonnent d'une manière égale dans les deux oreilles, et le retentissement n'est pas plus durable d'un côté que de l'autre.

Voici, en peu de mots, le dernier fait que j'ais eu occasion d'observer :

Une jeune fille de Verzenay, âgée de sept ans, dont la santé avait toujours été bonne jusqu'alors, ressentit pendant deux jours de violents maux de tête, auxquels on ne put trouver de cause appréciable. Les deux jours suivants s'étaient passés sans aucun malaise, sans aucune souffrance, quand, tout-à-coup, elle fut prise, dans l'oreille gauche, de vives douleurs qui durèrent trois jours et trois nuits, et qui furent suivis, le quatrième jour, d'une paralysie du côté gauche de la face.

Aujourd'hui, 28 août, c'est-à-dire, un mois après le début de la maladie, l'hémiplégie est peu apparente quand ta physionomie est à l'état de calme complet; mais l'enfant vient-elle à parler, à rire, et surtout à pleurer, que la difformité reparaît avec les signes les plus caractéristiques.

Malgré les efforts de la petite malade pour fermer les yeux, il reste près d'un centimètre d'ouverture entre les paupières du côté paralysé.

La mastication est difficile, en raison du séjour des aliments en dehors des arcades dentaires gauches.

Aucune déviation de la luette, ni des piliers, ni de la langue.

Aucune modification appréciable du goût ni de l'odorat (1).

L'ouïe paraît égale des deux côtés, pour la perception de la parole et des bruits ordinaires. L'enfant ne s'est pas aperçue de la moindre différence à cet égard, ni au début de la paralysie, ni depuis.

Mon estimable confrère, M. Mozer, de Verzy, qui donne des soins à la malade, et M. A. Mennesson, élève de l'hôpital de Lille, observent avec moi les résultats suivants :

Un coup de pistolet, tiré à deux pas derrière la

(1) Mes recherches ne portant pas sur ce point délicat de l'histoire de l'hémiplégie faciale, je m'en suis rapporté simplement à la déclaration des malades, sans faire aucune de ces expériences qui exigent du temps, de la précision, et dont il eut été difficile d'ailleurs, de tirer des conclusions certaines chez les deux petites filles. Il faudrait donc n'invoquer qu'avec réserve mes observations, sous le rapport de l'état du goût et de l'odorat dans la paralysie de la septième paire, et ne considérer ces résultats que comme l'expression des sensations ordinaires des malades.

malade, cause une impression douloureuse seulement du côté paralysé.

Un deuxième coup, chargé un peu plus fortement, produit une impression plus douloureuse encore du même côté.

Un troisième coup produit absolument le même effet.

Cinq minutes après le dernier coup, la résonnance dure encore du côté de l'hémiplégie; il n'en existe aucun vestige du côté opposé, et elle disparait complètement quelques minutes après.

L'enfant nous quitte pour assister à une grande revue de garde nationale. Au moment du passage des tambours d'un bataillon, elle entraine ses parents d'un autre côté, se plaignant d'une sensation pénible uniquement dans l'oreille gauche.

Le soir, quand l'enfant revient me voir, elle se plaint encore de la persistance de cette sensation.

J'insiste beaucoup sur mes questions, en lui disant qu'ayant entendu, pendant plusieurs heures, le bruit des tambours (c'était le jour du passage du président de la République), elle doit éprouver du bourdonnement dans les deux oreilles, et elle persiste à assurer qu'elle ne ressent absolument rien dans l'oreille droite.

J'en étais là de mes observations, lorsque parcourant, il y a quelques jours, le compte-rendu d'une séance de la société médicale du 10e arrondissement de Paris (1), j'y vis que M. H. Larrey avait, dans son service du Gros-Caillou, un militaire affecté d'hémiplégie faciale avec altération du goût et de l'odorat. J'écrivis immédiatement à mon savant confrère, en le priant d'examiner ce malade sous le rapport de l'ouïe, et j'en reçus la réponse suivante :

..... « Je m'empresse de vous adresser l'observation que » vous voulez bien me demander et que je voudrais vous » offrir avec plus de développement. Elle laisse à désirer » sous quelques rapports, parce que mon aide de cli- » nique, M. Savy, qui l'a recueillie, a été forcé de » quitter le service pendant un mois ; mais, bien qu'elle » soit incomplète, *elle vous suffira, j'espère, pour con- » firmer la remarque intéressante que vous avez faite, » sur l'exaltation de l'ouïe du côté paralysé de la face.* » Ce phénomène avait singulièrement frappé mon atten- » tion, lorsque j'ai, à plusieurs reprises, insisté auprès » du malade, pour en constater la réalité. Je regrette » seulement de ne pouvoir plus faire les expériences de » détonation que vous me conseillez, puisque le malade » est sorti de l'hôpital au mois de juin. Il était, sinon » guéri, du moins en voie de guérison assez prononcée, » pour que l'hémiplégie restât peu appréciable, en même » temps que la faculté auditive avait recouvré, à-peu- » près, son état normal. ».

(1) *Union médicale* du 24 septembre 1850.

« Voilà, mon cher confrère, ce que je puis ajouter » à la note ci-jointe. . . »

« *Hémiplégie faciale.* Thévenin, soldat au 25e de ligne, » entré à l'hôpital du Gros-Caillou le 25 avril 1850, » (service de M. Larrey). Ce militaire était atteint d'une » carie dentaire pour laquelle on lui a enlevé deux » dents, six semaines avant son entrée à l'hôpital. » Depuis lors, et sans autre cause appréciable, il est » survenu une paralysie complète du côté droit de la » face. La maladie a débuté brusquement ; elle a existé » quelques heures sans que le malade en ait eu cons- » cience ; ses amis l'en ont fait apercevoir. Il n'a » ressenti ni malaise, ni céphalalgie, ni douleur ; seu- » lement la région parotidienne du côté droit est sen- » sible, et un peu tuméfiée.

» Tous les muscles du côté droit de la face auxquels » le nerf de la septième paire fournit des rameaux, » sont plus ou moins affectés ; ainsi le muscle sour- » cilier, et la partie antérieure de l'occipito-frontal, » cessant de se contracter, on remarque que le sourcil » est situé plus bas que celui du côté opposé, et qu'il » est incliné vers la ligne médiane ; la moitié corres- » pondante du front ne peut plus se rider. Le muscle » orbiculaire de la paupière étant aussi paralysé ne peut » plus contrebalancer l'action de l'élévateur, aussi le » malade cesse de pouvoir clore l'œil ; la paupière » supérieure s'abaisse davantage, et l'inférieure se » renverse légèrement en dehors, il suit de-là que les

» points lacrymaux, l'inférieur surtout, étant parfois » déviés, il existe un épiphora Tous les muscles qui » meuvent le nez participent à la paralysie. La narine » du côté droit est privée de tout mouvement et ne » peut plus se dilater pendant les inspirations. La lèvre » supérieure du côté droit est un peu tuméfiée, mais » sans déviation. La langue a conservé sa forme et » sa direction normales ; la moitié droite de cet organe » a perdu toute sensation de sapidité, le malade accuse » de la fraîcheur dans cette partie.

» *Une particularité à noter dans cette observation,* » *c'est l'exaltation de l'ouïe ; depuis le développement* » *de la paralysie, l'ouïe a acquis une finesse très grande,* » *le malade perçoit les moindres bruits à une grande* » *distance.*

» Thévenin est d'un tempérament sanguin, il n'a jamais » eu d'affection syphilitique ; il a été atteint, peu de » temps après son entrée au service, d'une carie vertébrale » pour laquelle il a été soigné à l'hospice de Lyon, » et dont il ne reste aucune trace.

« *Traitement* : Saignée de 400 grammes ; ventouses » scarifiées, vésicatoires et moxas à la nuque ; sangsues » derrière les oreilles ; vésicatoires à la région tempo- » rale ; fumigations émollientes dans la bouche, et sur » le côté de la face paralysé ; embrocations huileuses ; » léger massage, etc.

» Le malade sort du Gros-Caillou, en voie de gué- » rison, dans le courant de juin.

Voilà donc, en y comprenant, quoique rétrospectives, les observations de M. Roux, et de ma première malade, huit cas d'hémiplégie faciale, dans lesquels l'exaltation de l'ouïe s'est manifestée de la manière la plus précise, la plus constante et la plus régulière du côté paralysé.

Après les beaux travaux de Savart, Tiedemann, Müller et Longet, l'explication de ce phénomène est de la plus grande simplicité.

En effet, les expériences de Savart sur l'audition prouvent qu'à bruit égal, les vibrations sont moins fortes et moins étendues dans les membranes à l'état de tension que dans les membranes à l'état de relâchement.

Pour la membrane du tympan, en particulier, le savant professeur du collége de France a démontré (1) que les grains de sable dont on la recouvre, après avoir fait avec la scie une section parallèle à sa face externe, sont mis en mouvement par un disque en vibrations, si elle est abandonnée à elle-même, tandis que ces mouvements du sable sont à peine appréciables, si, la caisse du tambour étant ouverte, on vient à faire agir le muscle interne du marteau, et par conséquent à tendre la membrane (2).

(1) Savart. — Recherches sur les usages de la membrane du tympan et de l'oreille externe, lues à l'Institut le 29 avril 1822.

(2) Mon savant ami, le docteur Longet, en portant à 3 ou 4 centimè-

Or, le muscle interne du marteau, c'est-à-dire le tenseur de la membrane du tympan, recevant ses nerfs du ganglion otique qui lui-même reçoit sa racine motrice du *facial* ou du nerf *intermédiaire,* on comprend qu'une paralysie du facial, à son origine, entraîne une paralysie du muscle interne du marteau, de-là un relâchement de la membrane tympanique, de-là, enfin, une exaltation de l'ouïe.

Mais le nerf *intermédiaire de Wrisberg* étant, d'après M. Longet, indépendant du facial, et la branche qui se rend au muscle interne du marteau, après avoir traversé le ganglion otique, paraissant émerger de ce *nerf intermédiaire,* plutôt que du facial, comme nous le supposions tout à l'heure, l'habile expérimentateur se fonde et sur cette disposition anatomique, et sur les hypothèses les plus vraisemblables pour admettre que le nerf intermédiaire constitue un nerf particulier destiné aux muscles de l'oreille moyenne.

« L'origine de cette prétendue *petite racine du facial,* » ajoute M. Longet, et, surtout son union intime avec

tres l'élévation des grains de sable sur la membrane du tympan en vibration, a confondu les expériences faites sur le tympan de l'homme avec les expériences faites sur une membrane mince, d'un centimètre de diamètre, placée à l'orifice d'un tuyau conique.

Effectivement, sur cette dernière membrane les grains de sable sont lancés à une hauteur qui surpasse souvent 3 ou 4 centimètres ; mais, d'après les expériences de Savart, ils ne s'élèvent jamais à plus de deux millimètres sur la membrane de l'homme, ni à plus de quatre sur celle du veau, qui est deux fois plus grande.

» le nerf acoustique, tendent à me confirmer dans cette » opinion, de laquelle il résulterait qu'il faudrait faire » dépendre la lésion précédente de l'ouïe du nerf *inno-* » *miné.* »

Or cette lésion, c'est la susceptibilité anormale de l'ouïe, dont M. Longet ne trouve qu'un seul exemple (celui de M. Roux en 1821), mais qui, d'après ce savant physiologiste, « *a dû se reproduire un certain nombre de fois* » (1).

Eh bien! ici encore, l'observation médicale semble venir confirmer les inductions de l'anatomie et de la physiologie.

En effet, si la membrane du tympan est tendue sous l'influence du nerf *innominé*, et si ce *nerf innominé* (2) est indépendant du facial; si c'est un nerf à part, ayant sa fonction individuelle, il pourra être paralysé isolément, et, dans ce cas, l'exaltation de l'ouïe pourra se manifester en l'absence de paralysie du nerf facial.

Or, c'est précisément ce que j'ai observé, l'an dernier, sur un jeune homme de Fismes très intelligent, M. L..., qui rendait compte de ses sensations avec une grande précision.

« Il y a déjà quatre ans, me dit M. L..., que je

(1) Anat. et phys. du sys. nerv. t. 2, p. 454.

(2) Nerf intermédiaire, nerf de Wrisberg, petite racine du facial, nerf moteur tympanique de Longet, etc.

souffre d'une susceptibilité de l'ouïe des plus bizarres, et souvent des plus incommodes. Cette susceptibilité m'est survenue sans cause connue, en pleine santé. Au retour d'un voyage assez long, j'éprouvai dans l'oreille droite un engourdissement, sans douleur, qui disparut après huit jours de durée.

« Six mois après (janvier 1847), à la suite d'un concert où le bruit des instruments de cuivre m'avait douloureusement affecté l'oreille droite, le même engourdissement reparut et persista pendant deux mois.

« Depuis cette époque, j'éprouve par intervalle, toujours du côté droit, et particulièrement sous l'influence du froid, une exaltation de l'ouïe qui me rend les moindres bruits très pénibles.

« Lorsque l'exaltation de l'ouïe vient à disparaître, il se produit le plus souvent une douleur dans l'œil gauche; aussitôt que l'exaltation de l'ouïe reparaît, l'œil cesse d'être douloureux. Jamais ces deux circonstances ne se manifestent en même temps. J'ai pensé que cette affection pouvait être causée par une dent malade, mais les démarches que j'ai faites près de dentistes habiles n'ont amené aucun résultat. Enfin, c'est un phénomène que je me suis étudié à bien constater et qui reste tout-à-fait isolé et indépendant de la santé générale.

« Si, par exemple, j'entends de près un coup de fouet, je souffre cruellement pendant plusieurs heures.

C'est ce qui m'est arrivé, il y a quelques jours. Comme je passais dans la grande rue de Fismes, un roulier se mit à claquer son fouet à deux pas de moi ; j'en souffris tellement que je fus obligé de me coucher aussitôt, et de mettre une gourmette, ce qui me soulage ordinairement. Le lendemain matin j'en souffrais encore.

« Ce qui m'étonne surtout, c'est qu'à la chasse les coups de fusil tirés par les autres me produisent une impression très pénible, tandis que cette impresion est presque nulle si je tire moi-même. Cela ne m'empêche pas de chasser, mais je suis obligé de m'éloigner beaucoup de mes compagnons, et de me mettre à contre-vent de leurs coups.

« La simple sonnette de la salle à manger me résonne péniblement dans l'oreille droite. »

J'ai interrogé et examiné avec le plus grand soin ce jeune homme, il n'offre pas et n'a jamais offert la moindre trace d'hémiplégie faciale.

Les oreilles examinées au spéculum sont dans l'état le plus normal.

Il n'existe ni déviation de la luette ou des piliers, ni angine

La vue, le goût, l'odorat sont égaux des deux côtés.

Je ne connaissais que ce seul fait d'hypercousie isolée, et indépendante de l'hémiplégie, lorsque, consultant, il y a quelques jours, M. le docteur D.. sur la partie de ce mémoire qui le concerne, j'appris de lui que cette exaltation de l'ouïe qu'il avait eue pendant trois mois, en 1848, avait reparu, cette année, au mois d'août, du même côté, mais sans aucune douleur antécédente, sans aucune récidive de l'hémiplégie faciale, sans aucun symptôme qui pût même faire soupçonner une diminution dans l'activité de la septième paire. Cette fois, comme la première, notre confrère était obligé d'éviter les bruits intenses, celui du tambour, par exemple, et de se boucher les oreilles près des femmes en travail, tant le retentissement était douloureux du côté gauche. Cette exaltation de l'ouïe disparut graduellement, d'une manière spontanée, au bout de six semaines sans laisser aucune trace.

Quoique ces deux faits soient, peut-être, les seuls consignés dans la science (1), ils doivent avoir des

(1) Non seulement Itard ne cite pas un seul fait d'hypercousie bornée à un côté, mais il ne rapporte que par souvenir deux faits d'hypercousie idiopathique. Voici, du reste, les seuls mots » qu'Itard ait consacrés à ce sujet : « La première espèce (*hypercousie* » *idiopathique*) est fort rare ; je n'ai pu en recueillir que deux exem- » ples, encore ne les ai-je pas eus sous mes yeux : l'un est tiré » d'un mémoire à consulter qui me fut adressé par un avocat de » province ; et l'autre, de la relation orale qui m'en fut faite par la » malade elle-même longtemps après qu'elle eut éprouvé cette indis- » position. » *Traité des maladies de l'oreille et de l'audition.* Dernière édition, tom I, page 553.

Une chose surprenante de la part d'un praticien aussi sérieux qu'Itard, c'est que, contre cette hypercousie idiopathique qu'il n'a jamais observée, analogues, et ils ne tarderont pas à se présenter aux observateurs, maintenant que l'attention va être éveillée sur ce point.

Nul doute, d'ailleurs, que plusieurs de ces exaltations de l'ouïe, considérées, par Itard et par d'autres auteurs comme symptomatiques d'affections nerveuses, ne tinssent à un relâchement simple ou double de la membrane du tympan ; car, bien que je ne puisse invoquer aucun cas de ce genre étendu aux deux côtés, il n'y a aucune raison pour que les deux nerfs accessoires de Wrisberg ne se trouvent paralysés en même temps.

Sans vouloir tirer des deux observations que je viens de rapporter de conclusions formelles, il est donc difficile de ne pas voir là une paralysie du muscle interne du marteau ; et comme toutes les parties animées par la septième paire étaient, dans ces cas, à l'état normal, on peut en induire que la branche motrice du tympan ne procède pas du facial, mais qu'elle procède d'un tronc isolé et capable de se paralyser isolément.

il a néanmoins un traitement tout prêt ! Ce sont les vapeurs d'éther, l'instillation d'huile de lys, et tous ces petits moyens qui ne seraient que ridicules, s'ils n'avaient le grave inconvénient d'habituer le médecin à croire remplies toutes les indications thérapeutiques, par cela seul qu'il a prescrit quelque remède banal, avant même de savoir au juste où est le mal et quelle est la cause du mal.

* M. Hubert-Valleroux (*Essai sur les maladies d'oreille*, — *Paris*, 1846,) se borne à rapporter les deux exemples cités par Itard dans la note ci-dessus.

* Quant à Kramer (*Traité sur les maladies d'oreille, traduit par Ménière*, 1848,) il ne dit pas un seul mot de l'hypercousie.

D'un autre côté, chez tous les malades que j'ai pu suivre, l'exaltation de l'ouïe ayant complètement disparu bien avant la disparition de l'hémiplégie faciale, n'est-on pas en droit de conclure que ce symptôme n'était pas sous la dépendance de la septième paire?

On pourrait objecter, à la vérité, que c'est par la partie la plus rapprochée du point d'émergence que les nerfs recouvrent l'influx nerveux, et que la branche motrice du tympan, naissant au niveau du premier coude du facial, doit recouvrer son activité avant celles qui naissent au niveau du trou stylo-mastoïdien.

On pourrait objecter aussi, d'une part, la rareté de ce genre d'exaltation de l'ouïe en l'absence d'hémiplégie; rareté telle que les deux faits précédents sont peut-être les seuls inscrits dans la science; et, d'une autre part, la fréquence de cette exaltation concomitante de l'hémiplégie; fréquence telle que, sur sept cas consécutifs, je l'ai notée sept fois. Mais, si l'on considère que le nerf intermédiaire se confond avec le facial par ses radicules originelles, qu'il s'engage avec lui dans l'orifice interne de l'aqueduc de fallope, qu'il fournit au ganglion otique une branche qui doit être motrice, puisque ce ganglion a déjà une branche sensitive; si l'on considère, en outre, qu'ayant, en partie, le même trajet que le facial et la même texture intime, il doit participer aux mêmes influences, on concevra qu'une cause capable d'agir sur la septième paire agisse en même temps et de la même manière sur le nerf intermédiaire, que probablement, un jour, on apellera huitième paire.

En effet, cinq nerfs principaux se ramifient dans l'oreille : le trifacial, le facial, l'acoustique, l'intermédiaire, et le glosso-pharyngien.

L'acoustique et le glosso-pharyngien étant des nerfs de sensations spéciales, et le trifacial un nerf de sensibilité, il est tout naturel qu'ils ne soient pas soumis aux mêmes influences morbides que le facial, nerf moteur, et qu'ils restent actifs pendant que celui-ci est paralysé. Mais le nerf intermédiaire étant, ou, du moins, paraissant être un nerf de mouvement, et, de plus, se trouvant accolé au facial, on ne peut s'étonner qu'il soit frappé en même temps que lui par la même cause que lui, et d'une manière identique.

L'observation et l'induction pathologiques me paraissent donc justifier pleinement les inductions physiologiques de M. Longet sur l'existence d'un nerf moteur tympanique, agissant sur la membrane du tympan, pour la soustraire à l'influence des sons trop violents, comme la troisième paire agit sur l'iris, pour la soustraire à une lumière trop vive.

Quoiqu'il en soit de ces données physiologiques, sur lesquelles je ne veux pas insister davantage, car c'est surtout au point de vue clinique que je parle, l'exaltation de l'ouïe doit être, maintenant, considérée comme presque constante dans la paralysie de la septième paire.

D'une part, ce nouveau phénomène complète l'histoire symptomatologique de l'hémiplégie faciale.

Il confirme le diagnostic, en éloignant l'idée de toute compression cérébrale.

Il indique que la lésion originelle n'est pas située au-dessous de l'intumescence gangliforme du nerf facial (1).

D'une autre part, il établit l'existence d'une maladie méconnue jusqu'ici, l'hypercousie indépendante de toute autre affection, l'hypercousie qu'on pourrait appeler idiopathique, si ce mot avait une signification bien déterminée.

Ai-je besoin de dire qu'on ne confondra jamais cette exaltation spéciale de l'audition avec l'extrême sensibilité qu'on observe, tous les jours, dans un grand nombre de maladies aiguës, dans la plupart des affections nerveuses, et à laquelle on donne le nom d'hypercousie, paracousie, etc.? Outre que, dans tous ces cas, la sensibilité de l'ouïe existe de chaque côté, elle s'accompagne, le plus souvent, de troubles analogues dans les autres sens, et revêt, d'ailleurs, les caractères d'intermittence et d'irrégularité des névroses qu'elle accompagne.

(1) En effet, quelle que soit la véritable origine de la branche motrice du muscle interne du marteau, c'est-à-dire, soit qu'elle procède du facial, soit qu'elle procède du nerf de Wrisberg, c'est toujours au niveau de l'intumescence gangliforme qu'elle prend naissance, pour se rendre de là au ganglion otique.

CONCLUSIONS.

Sous le rapport pathologique.

1° L'exaltation de l'ouïe, du côté paralysé, est un symptôme presque constant de l'hémiplégie faciale indépendante de toute affection cérébrale.

2° Cette exaltation paraît en même temps que l'hémiplégie, et disparaît avant elle.

3° Elle doit être attribuée à la paralysie du muscle interne du marteau.

4° Elle indique que la lésion nerveuse n'est pas située au-dessous du premier coude de la septième paire.

5° Elle peut exister en l'absence d'hémiplégie faciale.

6° Qu'elle coïncide avec l'hémiplégie, ou qu'elle en soit indépendante, elle disparaît spontanément, complètement, et dans l'espace de quinze jours à trois mois.

7° Pour en constater l'existence, il est quelquefois nécessaire d'impressionner l'ouïe par un bruit éclatant et d'autant plus intense qu'on s'éloigne davantage du début de l'affection.

8° Un traitement spécial sera presque toujours inutile.

Dans le cas où il deviendrait nécessaire, il consisterait à tamponner l'oreille du côté paralysé, et même des deux côtés, pour diminuer l'action des ondes sonores ; à diriger, avec prudence, quelques douches froides ou légèrement astringentes sur le tympan ; et, enfin, à galvaniser, au besoin, le nerf facial, ou la membrane du tympan (1).

9° *Sous le rapport physiologique*, cette hypercousie dépendante ou indépendante de l'hémiplégie paraît confirmer les inductions de M. le docteur Longet sur le nerf intermédiaire qui devrait être considéré comme *nerf moteur tympanique*, remplissant, pour l'ouïe, le rôle du nerf moteur oculaire commun pour la vue.

(1) Dans le cas d'hémiplégie, le galvanisme agirait en même temps contre les deux maladies ; et dans le cas d'hypercousie indépendante, l'action électrique s'étendrait, par la connexion des deux nerfs, jusqu'à l'intermédiaire.

La galvanisation du conduit auditif, et surtout de la membrane du tympan, doit être faite, d'ailleurs, avec les plus grandes précautions ; je connais un cas de perforation du tympan par l'électricité.

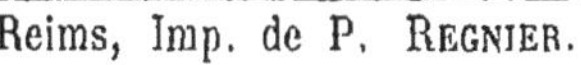

Reims, Imp. de P. Regnier.

OUVRAGES DU MÊME AUTEUR

QUI SE TROUVENT CHEZ LES MÊMES LIBRAIRES.

Traité du Varicocèle et de la cure radicale de cette affection. In-8°, avec une planche gravée. *Paris*, 1838.

De la Pneumonie épidémique de 1837. (Couronné par la Faculté de médecine de Paris, au concours de 1839.)

De l'Hémiplégie faciale chez les nouveau-nés. Paris, 1840.

Du Typhus dans les prisons de Reims. (Couronné par la Faculté de médecine de Paris, au concours de 1841.)

Traité complet de l'Hystérie. (Couronné par l'Académie nationale de médecine et par l'Institut, aux concours de 1845 et 1848.

De l'Amaurose dans la néphrite albumineuse. 1849.

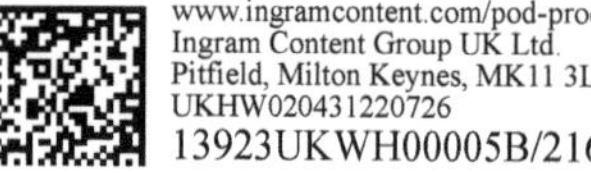
www.ingramcontent.com/pod-product-compliance
Ingram Content Group UK Ltd.
Pitfield, Milton Keynes, MK11 3LW, UK
UKHW020431220726
13923UKWH00005B/2161

9 782019 281359